DE L'INFLUENCE

DE LA

PREMIÈRE DENTITION

SUR LE

DÉVELOPPEMENT DE LA BLÉPHARO-CONJONCTIVITE

PAR

Auguste AUGÉ

DOCTEUR EN MÉDECINE DE LA FACULTÉ DE PARIS
Ancien externe des hôpitaux
Médaille de bronze de l'Assistance publique
Ancien chef de Clinique ophthalmologique

PARIS
ALPHONSE DERENNE
Boulevard Saint-Michel, 52
1881

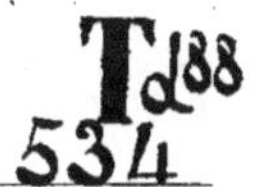

DE L'INFLUENCE

DE LA

PREMIÈRE DENTITION

SUR LE

DÉVELOPPEMENT DE LA BLÉPHARO-CONJONCTIVITE

PAR

Auguste AUGÉ

DOCTEUR EN MÉDECINE DE LA FACULTÉ DE PARIS

Ancien externe des hôpitaux

Médaille de bronze de l'Assistance publique

Ancien chef de Clinique ophthalmologique

PARIS

ALPHONSE DERENNE

Boulevard Saint-Michel, 52

1881

A MON PÈRE

MON PREMIER MAITRE ET MON MEILLEUR AMI

A MA BONNE MÈRE

A MON FRÈRE ET A MES GRAND'MÈRES

A LA MÉMOIRE DE MES GRANDS-PÈRES

A MON PRÉSIDENT DE THÈSE

MONSIEUR LE DOCTEUR GUYON
Professeur à la Faculté de médecine de Paris
Chirurgien de l'hôpital Necker
Membre de l'Académie de médecine

A MON EXCELLENT MAITRE EN OCULISTIQUE

MONSIEUR LE DOCTEUR FANO
Professeur agrégé à la Faculté de médecine de Paris

A MES MAITRES DANS LES HOPITAUX

MONSIEUR LE DOCTEUR LABBÉ
Professeur agrégé à la Faculté de médecine de Paris
Chirurgien de l'hôpital Lariboisière
Membre de l'Académie de médecine

MONSIEUR LE DOCTEUR GALLARD
Médecin de l'Hôtel-Dieu.

MONSIEUR LE DOCTEUR TH. AUGER
Chirurgien de l'hôpital Tenon

MONSIEUR LE DOCTEUR MOUTARD-MARTIN
Médecin de l'Hôtel-Dieu
Membre de l'Académie de médecine

MONSIEUR LE DOCTEUR LE DENTU
Professeur agrégé à la Faculté de médecine de Paris
Chirurgien de l'hôpital Saint-Louis

DE L'INFLUENCE

DE LA

PREMIÈRE DENTITION

SUR LE

DÉVELOPPEMENT DE LA BLÉPHARO-CONJONCTIVITE

INTRODUCTION

Avant de commencer cette monographie, nous devons nous acquitter d'un devoir de gratitude envers notre excellent maître, M. le docteur Fano. Qu'il nous permette de lui exprimer toute notre reconnaissance pour la bienveillance qu'il n'a cessé de nous témoigner pendant notre séjour auprès de lui comme chef de clinique, et pour les fructueux conseils et les précieuses leçons qu'il nous a donnés. C'est à lui que nous devons l'idée de ce travail. C'est à sa clinique que nous avons puisé les éléments de nos observations. Nous avons été à même de voir un certain nombre d'enfants atteints de blépharo-conjonctivite. Remarquant que cette affection sévissait surtout au moment de la dentition, il nous a paru intéressant d'examiner s'il y avait une certaine relation entre l'éruption des dents et le développement de la blépharo-conjonctivite ou s'il n'y avait qu'une simple coïncidence.

Pour bien déterminer l'action qu'exerce sur l'état général de l'enfant cet acte physiologique, nous avons cru nécessaire d'entrer dans quelques détails sur les phénomènes de la première dentition.

Aussi diviserons-nous notre travail en deux parties. Dans la première partie, nous passerons en revue les divers phénomènes physiologiques de la dentition ; dans la seconde, nous entrerons dans quelques développements sur la nature de la blépharo-conjonctivite. C'est dans ce dernier chapitre que nous intercalerons nos observations en faisant ressortir dans chacune d'elles l'état de la bouche des petits malades, au début de l'affection dont nous nous occupons.

CHAPITRE I

CONSIDÉRATIONS GÉNÉRALES SUR LES PHÉNOMÈNES PHYSIOLOGIQUES DE LA PREMIÈRE DENTITION

Avant les travaux d'un caractère vraiment scientifique qui ont éclairé les maladies de la première enfance, la pathologie de cet âge était généralement attribuée aux accidents de la dentition. Les érythèmes, les phlegmasies si diverses du tube digestif, celles des voies aériennes ; les affections du système cérébro-spinal étaient toujours rapportés au travail de l'éruption dentaire. Dans les cas mêmes, où l'absence de dents semblait éloigner la possibilité d'une semblable explication, on s'y rattachait encore, en attribuant à l'éruption à venir, et dont le travail se préparait, les accidents qu'on observait. Ce sont là des idées qu'il ne serait plus permis de soutenir.

L'influence réelle de la dentition sur les maladies de la première enfance est mieux établie et plus limitée aujourd'hui.

Ainsi que tous les grands actes physiologiques, la dentition s'accomplit suivant certaines lois. Certes, ces lois n'ont rien d'absolu. Elles comportent de nombreuses exceptions, mais il n'en reste pas moins des règles générales décrites par tous les auteurs qui se sont occupés de cette question et qu'il nous paraît utile de retracer, avant d'entrer au cœur de notre sujet. Comme nous le disons plus haut, pour tâcher d'établir le rôle de la dentition sur la blépharo-conjonctivite, il nous semble utile, rationnel même, de rappeler en vertu de quelles lois s'opère ce grand acte physiologique.

La première dentition comprend l'évolution de vingt dents : 8 incisives, 4 canines, 8 molaires, désignées sous le nom de *dents de lait*. Elle se compose d'une succession d'éruptions qui se font à des temps et dans un ordre déterminé.

Trousseau (1), l'un des premiers, a démontré que, dans le plus grand nombre de cas, les dents ne sortent pas d'une façon irrégulière, mais par véritables groupes. Il a cherché à résumer d'une façon précise l'ordre dans lequel apparaissent ces divers groupes qui ne sont pas tous composés du même nombre de dents.

Voici le tableau qu'il en a tracé :

1er	groupe :	incisives inférieures médianes 2 ci.	2
2e	—	incisives supérieures : 2 médianes, puis 2 latérales, ci	4
3e	—	premières molaires 4 et incisives latérales inférieures 2, ci	6
4e	—	canines 4 ci.	4
5e	—	molaires 4 ci	4
		Total.	20 dents

Cette division n'est pas acceptée par tous les auteurs. Duclos, de Tours (2), subdivise en deux le troisième

1. Trousseau (*Cliniques médicales*) Page 163, 5e édition, 1877.

2. Duclos, de Tours (*Bulletin de thérapeutique*), tome XXXII, page 109.

groupe de Trousseau, et décrit six groupes pour l'éruption des dents. Il mentionne, comme nous l'indiquons dans le tableau ci-dessous, dans quel ordre et vers quelle époque chaque groupe apparaît.

1er	groupe :	2 incisives médianes inférieures.
2e	—	4 incisives supérieures.
3e	—	2 incisives latérales inférieures.
4e	—	4 premières molaires.
5e	—	4 canines.
6e	—	4 dernières molaires.

D'après cet auteur :

Les 2 incisives médianes inférieures	apparaissent :	de 6 à 9 mois
Les 4 incisives supérieures	—	de 10 à 12 —
Les 2 incisives latérales inférieures	—	de 15 à 16 —
Les 4 premières molaires	—	de 17 à 20 —
Les 4 canines	—	de 24 à 26 —
Les 4 dernières molaires	—	vers 30 —

D'après Beaunis et Bouchard (1), l'éruption des incisives supérieures se fait en deux stades distincts : les incisives médianes apparaissent avant les incisives latérales, ce qui porte à sept le nombre de leurs groupes.

1er	groupe :	2 incisives médianes inférieures.
2e	—	2 incisives médianes supérieures.
3e	—	2 incisives latérales inférieures.
4e	—	2 incisives latérales supérieures.
5e	—	4 premières molaires.
6e	—	4 canines.
7e	—	4 dernières molaires.

1. Beaunis et Bouchard (*Traité pratique d'anatomie descriptive*). 3e édition, 1880, page 1033.

Et voici, d'après ces mêmes auteurs, à quelle époque chaque éruption se fait :

Les incisives médianes inférieures apparaissent vers six à huit mois.

Les incisives médianes supérieures quelques semaines après.

Les incisives latérales inférieures vers sept à neuf mois.

Les incisives latérales supérieures quelques semaines après.

Les premières molaires vers un an.

Les canines de quinze à vingt mois.

Les dernières molaires de deux à quatre ans.

Quoi qu'il en soit nous voyons que les dents sortent par groupes qui font éruption à des époques distinctes, séparées les unes des autres, par un certain intervalle pendant lequel le travail de la dentition cesse complètement. Trousseau (1) a donné à cet intervalle le nom de *temps d'arrêt*. Ce dernier comprend tout le temps qui s'écoule entre l'apparition des dernières dents d'un même groupe, et celles des premières dents du groupe qui suit immédiatement. Pour déterminer le temps d'arrêt, il est indispensable de connaître la durée d'éruption de chaque groupe, c'est-à-dire, le temps que mettent à sortir les deux ou quatre dents du même groupe.

Duclos, de Tours (2) indique les limites suivantes :

1er groupe : complété en 1 à 10 jours.
Le temps d'arrêt est de 2 à 3 mois.

1. Trousseau (*loc. cit.*).
2. Duclos, de Tours (*Bulletin de thérapeutique*),

2° groupe : Complété en 4 à 6 semaines.
Le temps d'arrêt est de 2 mois.
3° groupe : complété en quelques jours seulement.
Le temps d'arrêt est de 1 mois.
4° groupe : Sort dans l'espace de 1 à 2 mois.
Le temps d'arrêt est de 4 à 5 mois.
5° groupe : complété dans l'intervalle de 2 à 3 mois.
Le temps d'arrêt est de 3 à 5 mois.
6° groupe : sort dans l'espace de 2 à 3 mois.

La première dentition se trouve ainsi complétée. Mais ce grand travail physiologique ne s'accomplit pas toujours d'une façon aussi régulière. On observe souvent des anomalies, soit dans l'ordre d'apparition des dents, soit dans l'époque de l'éruption, soit enfin dans les temps d'arrêt, anomalies qui ont été bien étudiées et bien décrites par Duclos, de Tours.

C'est surtout dans le premier et dans le troisième groupe qu'il a trouvé le plus d'anomalies : neuf fois sur dix, l'éruption débute par les incisives médianes inférieures, parfois les incisives médianes supérieures précèdent, mais en ce cas, les incisives médianes inférieures suivent de près. Exceptionnellement, les incisives latérales supérieures ou les molaires supérieures sortent les premières. Une anomalie moins rare est la suivante : les incisives médianes supérieures et inférieures se développent simultanément, la première dent étant tantôt supérieure, tantôt inférieure.

Le deuxième groupe sort régulièrement.

Dans le troisième, on rencontre plus de variétés. Dans beaucoup de cas, deux fois sur cinq environ, les premières molaires font éruption au lieu des incisives latérales supérieures. Assez fréquemment encore, on constate une autre disposition : les deux molaires supérieures sortent, puis les incisives latérales inférieures, puis les deux molaires inférieures.

Le quatrième groupe renferme peu de variétés. Il en est de même pour le cinquième et le sixième. Mais pourtant ces deux groupes se confondent parfois. On voit apparaître une ou deux canines, puis une ou deux molaires, dans quelques cas même, l'éruption des molaires peut se compléter avant celle des canines.

Tous les auteurs admettent que l'époque moyenne de l'éruption des dents est comprise entre six et neuf mois. C'est, en effet, à cette époque, que dans la majorité des cas, les premières dents font leur apparition. De même que l'on a vu certains enfants naître avec des dents, de même chez d'autres, et sans que rien dans leur état général permette d'en rendre compte, elles ne se montrent que vers dix-huit ou vingt-quatre mois.

Assez fréquemment, la première apparition se fait vers l'âge de trois ou quatre mois, sans que chez ces enfants précoces, la dentition se complète plus rapidement chez eux, les temps d'arrêt sont plus longs ; ils varient entre quatre, cinq et six mois.

Chez certains enfants, la dentition est complète à dix-sept, dix-huit et vingt-quatre mois. Chez d'autres enfin, elle ne se complète pas avant trente-six ou quarante mois.

Une dernière catégorie d'anomalies, celle des variétés dans les temps d'arrêt, a une importance très grande pour la pathologie.

Duclos, de Tours (1), en signale trois principales : Tantôt l'éruption des dents du même groupe se faisant avec une très grande lenteur, le travail d'évolution du groupe suivant commence alors que celui du groupe précédent persiste encore.

Dans ce cas, il n'y a pas de temps d'arrêt. Cette anomalie est plus commune dans les premiers groupes.

Tantôt l'évolution du même groupe se faisant avec rapidité, l'intervalle qui les sépare du groupe qui suit immédiatement, devient d'une grande étendue.

Le temps d'arrêt se trouve être d'une longue durée. Dans d'autres cas, au contraire, il est à peine marqué. Cela tient à la lenteur avec laquelle se fait l'évolution des dents du même groupe.

Ces anomalies se produisent le plus souvent sans cause appréciable ; d'autres fois elles sont déterminées par certaines maladies et en général par les cachexies propres à la première enfance.

Nous venons de résumer brièvement l'ensemble des phénomènes physiologiques de la première dentition. Si maintenant nous consultons les auteurs qui se sont occupés des maladies des enfants, nous voyons qu'ils divisent en deux ordres les actes pathologiques de la dentition. Richard, de Nancy, Fabre, Trousseau, Barrier, Despine et Picot, Rillel et Barthez, ont divisé les accidents de la dentition en accidents locaux et symphatiques.

Les premiers se rapportent à l'influence que l'évolution

1. Duclos, de Tours (*Loc. cit.*).

des dents exerce sur les parties voisines (aphthes, périostite alvéolo-dentaire, abcès, etc.). Les seconds tiennent au retentissement qu'elle fait sentir sur des organes plus ou moins éloignées. Parmi ces derniers, diverses affections sur lesquelles nous n'avons pas à nous étendre, paraissent bien produites par le travail de l'éruption des dents, mais il nous semble que l'on a exagéré son influence en lui imputant certaines manifestations du côté des yeux. D'après Guersant (1), plusieurs inflammations des muqueuses, particulièrement celles de *la conjonctive*, du larynx, de la trachée et du gros intestin, surviennent au moment du travail de la dentition et cessent quand les dents se sont montrées au dehors. Suivant ce praticien, on rencontre des enfants qui sont toujours atteints des mêmes affections à l'époque de sortie de toutes les dents molaires et canines. Toutes ces phlegmasies, ajoute-t-il, sont légères et cèdent à un traitement antiphlogistique et adoucissant.

Richard, de Nancy (2), attribue certaines ophtalmies à l'éruption des dents supérieures, surtout des canines supérieures, que leur voisinage de l'orbite a fait nommer : *dents de l'œil.*

D'après Trousseau, la fluxion qui accompagne le travail de la dentition, détermine du gonflement de la paupière, de la rougeur de la conjonctive, du larmoiement et de la photophobie. Chez certains sujets, on peut, en quelque sorte, dit-il, suivre pas à pas le mode d'extension de la maladie : de la joue, l'inflammation envahit les paupières.

1. Guersant (*Dictionnaire de Médecine en trente volumes : Article dentition*).

2. Richard, de Nancy (*Traité des maladies des enfants*), 1839, p. 160.

Aussi voulait-il donner à ces affections le nom d'*ophtalmia ab inflammatione cutis.*

Nous nous proposons d'examiner si la dentition joue réellement un rôle aussi actif dans le développement de la blépharo-conjonctivite. Avant d'exposer nos observations qui nous font pencher vers la négative, il nous semble utile d'entrer dans quelques considérations sur les causes générales, les symptômes, la marche, le diagnostic de cette affection qui n'a pas encore été étudiée d'une façon très complète.

Nous n'avons nullement la prétention de combler cette lacune. Notre but est de classer ce que l'on sait de la blépharo-conjonctivite et de traiter particulièrement un point étiologique.

CHAPITRE II

DE LA BLÉPHARO-CONJONCTIVITE

Sous le nom de blépharo-conjonctivite, nous entendons une forme spéciale de conjonctivite, caractérisée par un gonflement plus ou moins considérable des paupières, une sécrétion muco-puriforme plus ou moins abondante, l'hyperémie plus ou moins intense de la muqueuse palpébrale, depuis le bord adhérent du cartilage tarse jusqu'au cul-de-sac oculo-palpébral, la conjonctive scléroticale étant indemne de toute lésion ou ne présentant qu'un léger degré d'hyperémie.

Historique.

De tous temps, cette affection a été décrite par tous les auteurs sous les dénominations les plus diverses. Même de nos jours, la confusion reste encore grande. C'est en vain que nous avons cherché, tant dans les traités classiques d'ophtalmologie que dans les traités plus anciens, un chapitre spécialement consacré à la blépharo-conjonctivite. La plupart des auteurs la confondent tour à tour avec la conjonctivite puro-muqueuse, la conjonctivite catarrhale, l'ophtalmie granuleuse, l'ophtalmie purulente, l'ophtalmie scrofuleuse, la blépharite muqueuse, la blépharite ciliaire.

Demours (1) la décrit sous le nom d'ophtalmie scrofuleuse. Il reconnaît qu'elle se rencontre plus souvent chez les enfants que chez les adultes. Il en donne pour raison la diathèse scrofuleuse qui est fréquente dans l'enfance, diminue lentement chez l'adulte et peut se manifester de nouveau sous l'influence des causes débilitantes. Il signale la tendance qu'elle présente d'affecter d'une façon spéciale les glandes de Meïbomius et de passer alternativement d'un œil à l'autre, lorsque les deux yeux ne sont pas pris simultanément.

Mackenzie (2) la décrit sous le nom de conjonctivite puro-muqueuse.

Rognetta (3) et Scarpa (4), à propos de la conjonctivite scrofuleuse, donnent une description qui peut se rapporter à l'affection dont nous nous occupons. D'après ces auteurs, la conjonctivite scrofuleuse n'est pas toujours bornée au globe oculaire. Les tissus palpébraux sont souvent affectés de la même maladie. Ce sont le système crypte des paupières (glandes de Meïbomius) et le cartilage tarse qui forment *le siège principal de la blépharite scrofuleuse*. Ces glandes s'hypertrophient plus ou moins ainsi que le fibrocartilage. Les bords palpébraux s'épaississent, irritent l'œil par leur action mécanique et sécrètent de la matière sébacée en abondance. Cette matière se mêle aux mucosités de

1. Demours (*Précis sur les maladies des yeux*, 1821), page 75.

2. Mackenzie (*Traité pratique des maladies des yeux*, 1856, tome Ier), page 653.

3. Rognetta (*Traité philosophique et clinique d'ophtalmologie*, 1844), page 338.

4. Scarpa (*Traité pratique des maladies des yeux*, 1855), page 76.

la conjonctive, se ramasse vers le sac lacrymal, coule sur la joue, s'arrête pendant le sommeil à la racine des cils, se dessèche et forme des croûtes jaunâtres qui agglutinent les cils. L'hypertrophie de ces glandes est ordinairement plus prononcée à la paupière supérieure. Là, elles existent en grand nombre. La paupière distendue s'allonge, devient lourde et peut ne plus se relever qu'incomplètement.

Dans les ouvrages plus récents, nous ne trouvons aucune description spéciale pour la blépharo-conjonctivite. Nous avons successivement consulté les traités d'ophtalmie d'Abadie, de Wecker, de Sickel, Wels, de Meyer, etc., sans trouver un chapitre consacré à cette affection.

Galézowski (1), sous le nom d'opthalmie purulente des enfants scrofuleux, donne une description qui se rapproche des symptômes de la blépharo-conjonctivite. Les enfants scrofuleux, chétifs et tous ceux qui subissent l'influence d'une mauvaise hygiène peuvent, d'après cet auteur, être atteints d'une ophtalmie purulente différant essentiellement de l'ophtalmie purulente des nouveau-nés.

Gosselin (2) divise la blépharite muqueuse en blépharite muqueuse simple, purulente et granuleuse et décrit la prèmière et la troisième forme. Quant à la seconde, il la fait rentrer dans la conjonctivite purulente, ajoutant que cette forme n'existe qu'entre douze et quinze ans.

Signalons enfin la description que Weller (3) a faite de

1. Galézowski (*Traité des maladies des yeux* 1875), p. 180, 2me édition.

2. Gosselin (*Dictionnaire de médeeine pratique;* article bépharite.

3. Weller (*Traité pratique des maladies des yeux*, 1828 tome II, page 185.

la blépharo-conjonctivite sous le nom de blépharophtalmie glanduleuse, et qui nous paraît très complète. Mais nous lui reprochons d'avoir rangé dans cet ordre l'ophtalmie purulente des nouveau-nés et d'avoir prétendu que cette affection se développe toujours dans le cours de la variole, ou dans la première et la seconde semaine qui suivent la disparition de l'exanthème.

En dehors de cet auteur, il n'y a, parmi les oculistes de nos jours, que Fano qui ait consacré une description particulière à la blépharo-conjonctivite. Nous extrayons, de son article sur cette affection, les passages suivants (1) :

« La conjonctivite palpébrale, ou blépharo-conjonctivite, diffère de la variété précédente (conjonctivite simple), en ce que la portion palpébrale de la muqueuse est seule affectée, la portion scléroticale étant indemne de toute lésion, ou ne présentant qu'un léger degré d'hypérhémie.

La muqueuse palpébrale est fortement boursoufflée, injectée ; si on l'essuie doucement, avec un linge fin, celui-ci est taché en jaune de rouille ; elle offre parfois un aspect légèrement granuleux, la conjonctive bulbaire présente une injection réticulée médiocre ou est indemne de toute altération. La cornée est saine. Il existe une photophobie très prononcée, au point qu'il est impossible de faire ouvrir les yeux à certains malades. Lorsqu'on écarte les paupières, il s'échappe de leur intervalle un flot de liquide transparent ou d'un jaune citron. Une sécrétion de mucus épais, blanchâtre, concrété en filaments, est accolée à la muqueuse. Les paupières sont très gonflées, et forment une sorte de bour-

1. Fano (*Traité pratique des maladies des yeux*, tome I, page 530. 1866.

relet entre le rebord de l'orbite et une ligne qui passe à deux ou trois millimètres des cils. Il y a une sécrétion muco-purulente qui agglutine les cils. »

En fait de monographies sur ce sujet, nous ne connaissons que la thèse inaugurale du Dr Labache, soutenue en 1878 et faite sous l'inspiration de Fano, et une autre thèse présentée en 1870 par le Dr Petit et faite d'après les leçons de Foucher (Leçons professées au parvis Notre-Dame).

ÉTIOLOGIE

La blépharo-conjonctivite est une affection propre à la première enfance, ce n'est qu'exceptionnellement qu'on la rencontre chez les adolescents ou chez les adultes. D'après un relevé fait à la clinique de notre maître, M. le Dr Fano, et portant sur l'année 1880 entière et sur 1881 jusqu'au mois d'octobre inclus, nous avons pu faire les remarques suivantes sur l'influence du sexe, de l'âge et de la saison.

Pendant l'année 1880, sur vingt-cinq cas de blépharo-conjonctivite que nous avons relevés, nous trouvons douze garçons et treize filles. De ces vingt-cinq enfants, quatre étaient âgés de moins d'un an, dix-sept étaient compris entre un an et trois ans, les autres avaient de quatre à six ans et demi.

Notons pour mémoire deux autres malades, l'un de 15 ans, l'autre de 35 ans.

Pendant cette même année, le premier trimestre nous a fourni trois cas ; le second six, le troisième quatre, le quatrième neuf, en y comprenant les deux sujets âgés de 15 et

35 ans. Parmi les neuf cas du quatrième trimestre, le mois de décembre seul en a fourni six.

Dans l'année 1881, en dix mois, on a amené à la clinique quarante-neuf enfants atteints de blépharo-conjonctivite ; il y eut vingt-cinq garçons et vingt-quatre filles.

Deux cas se présentaient chez des enfants âgés de moins d'un an, vingt-quatre chez des enfants de un à trois ans ; huit chez des enfants de trois à sept ans. Enfin trois enfants entraient dans la septième année, et deux avaient l'un 10, et l'autre 15 ans.

Cinq nous ont été amenés dans le mois de janvier, deux en février, dix en mars. Total pour le premier trimestre dix-sept.

En avril, deux, en mai dix, en juin huit.

Total du deuxième trimestre vingt.

En juillet trois, en août deux, en septembre cinq. Total du troisième trimestre dix.

En octobre deux.

D'après cette petite statistique, nous pouvons conclure :

1° Que le sexe n'a aucune influence sur le développement de la blépharo-conjonctivite, et que cette affection atteint dans une proportion égale les garçons et les filles.

2° Que le maximum de fréquence de cette affection se trouve compris entre un et trois ans ; les sujets âgés de plus de sept ans et les adultes étant exceptionnellement atteints.

3° Pour juger de l'influence des saisons, nous rapportons ci-dessous le bulletin météorologique de ces deux années.

Voici les principaux caractères de l'état atmosphérique relevés pendant l'année 1880.

PREMIER TRIMESTRE

mois	vents	température moyenne	pression barométrique	humidité atmosphérique	hauteur pluie
Janvier	Nord	0.7	765.0	86	10.9
Février	Sud	5.4	753.7	85	38.9
Mars	Est	10.2	758.1	57	5.2

Température moyenne de 4,9 cent ; vent variable ; pression barométrique moyenne 755,6 ; humidité atmosphérique 76, hauteur de pluie totale 55,0.

Pendant cette période, 8 enfants ont été atteints de blépharo-conjonctivite.

DEUXIÈME TRIMESTRE

mois	vents	température moyenne	pression barométrique	humidité atmosphérique	hauteur pluie
Avril	très variable	10.0	752.5	66	49.3
Mai	Nord-Est	13.8	755.8	50	3.6
Juin	Ouest	15.9	753.6	70	63.6

Comme moyenne :

Température 13°,2 centigr. ; pression barométrique 753,9 ; humidité atmosphérique 62, hauteur de pluie totale 116,5.

Dans ce trimestre 6 cas de blépharo-conjonctivite.

TROISIÈME TRIMESTRE

mois	vents	température moyenne	pression barométrique	humidité atmosphérique	hauteur pluie
Juilet	O. S.-O.	19.1	754.8	60	52.1
Août	N. N.-E.	19.4	753.9	79	44.2
Sept.	Sud	16.7	756.2	74	45.5

Comme moyenne :

Température 18,4 ; pression barométrique 753,0 ; humidité atmosphérique 69 ; hauteur de pluie totale 141,8.

4 cas de blépharo-conjonctivite.

QUATRIÈME TRIMESTRE

mois	vents	température moyenne	pression barométrique	humidité atmosphérique	hauteur pluie
Octobre	S. à O.	10.0	752.5	83	92.4
Nov.	S. à S.-O.	5.8	756.4	83	39.1
Déc.	S. à O.	7.2	756.4	88	45.4

Comme moyenne :

Température 70,7 ; pression barométrique 755,1 ; humidité atmosphérique 85 ; hauteur de pluie totale 176,9.

9 cas de blépharo conjonctivite.

ANNÉE 1881

PREMIER TRIMESTRE

mois	vents	température moyenne	pression barométrique	humidité atmosphérique	hauteur pluie
Janvier	parts égales	1.5	752.1	88	81.8
Février	N. à E. et S.-E.	4.9	751.8	88	31.5
Mars	S.-O à N.-O	8.2	754.1	68	38.8

Comme moyenne :

Température 3,9 ; pression barométrique 752,7 ; humidité atmosphérique 81 ; hauteur totale de pluie 152,1.

17 cas de blépharo-conjonctivite, 5 en janvier, 2 en février, 10 en mars.

DEUXIÈME TRIMESTRE

mois	vents	température moyenne	pression barométrique	humidité atmosphérique	hauteur pluie
Avril	Est	9.5	752.4	75	42.8
Mai	N.-E.	13.4	757.9	60	34.6
Juin	Ouest	16.3	755.5	64	34.7

Comme moyenne :

Température **13,1** ; pression barométrique 755,3 ; humidité atmosphérique 66 ; hauteur de pluie totale **112,1**.

20 cas pendant le deuxième hiver : 2 en avril, 10 en mai et 8 en juin.

TROISIÈME TRIMESTRE (1)

mois	vents	température moyenne	pression barométrique	humidité atmosphérique	hauteur pluie
Juillet	N.-O.	20.6	756.7	53	31.7
Août	Ouest	17.2	754.1	67	50.5
Sept.	variable	14.5	754.9	79	92.4

Comme moyenne :

Température **17,4** ; pression barométrique 755,2 ; humidité atmosphérique 66 ; hauteur totale de pluie ; **174,6**.

10 cas de blépharo-conjonctivite ; 3 en juillet, 2 en août, 5 en septembre.

Comme on le voit par les tableaux ci-dessus et par les différents chiffres de malades, les variations atmosphériques ne paraissent pas avoir eu une grande influence sur le développement de la blépharo-conjonctivite. Nous pensons, toutefois, que cette affection peut être provoquée par de brusques changements de température.

L'influence des modifications atmosphériques, sur les

1. Tableau emprunté aux rapports faits tous les trois mois par M. le Dr Besnier, sur les coustitutions médicales, et paraissant dans l'*Union médicale*. Ce bulletin métorrologique est fait d'après les observations recueillies par M. Marié-Davy, à l'observatoire de Montsouris.

ophtalmies en général, a été notée par un grand nombre d'auteur.

Leur action sur les muqueuses, et en particulier sur celle de l'œil, a été remarquée par les médecins de tous les âges.

« Les années pluvieuses donnent naissance à des ophtalmies, disait Hyppocrate. » D'après Demours (1), les ophtalmies sont fréquentées aux époques où règnent des constitutions froides ou venteuses.

Suivant cet auteur, à la fin de chaque hiver et dans le cours du printemps, on rencontre assez ordinairement quelques ophtalmies qui, sans être revêtues du caractère épidémique, méritent le nom d'ophtalmies de printemps ou catarrhales. En outre, dans toutes saisons, ajoute-t-il, on peut voir naître une ophtalmie subite, occasionnée par le refroidissement partiel ou général de la peau.

La diathèse scrofuleuse a une influence incontestable sur le développement de la blépharo-conjonctivite. Nous rapportons dans nos septième, neuvième et onzième observations l'histoire d'enfants présentant des caractères bien déterminés de cette diathèse. Chez eux, la blépharo-conjonctivite parait bien engendrée par cette affection générale. Mais elle est loin d'être une cause unique, comme certains auteurs le prétendent.

On observe encore la blépharo-conjonctivite chez des enfants qui, sans être d'une constitution notoirement scrofuleuse, sont malingres, chetifs, exposés à toutes les misères physiologiques, ne recevant qu'une alimentation in-

1. Demours, (précis sur les maladies des yeux, 1821) page 61.

suffisante ou peu appropriée à leur âge et vivant dans des logements insolubres, étroits, mal aérés.

Une cause, que l'on doit avoir toujours présente à l'esprit, c'est le caractère éminemment contagieux de la blépharo-conjonctivite Fano a cité l'observation d'une famille qui avait été successivement atteinte par cette affection, De notre côté, nous avons trouvé un cas où le frère avait contagionné sa sœur. Nous le citons dans nos observations (obs. VIII).

Parfois la blépharo-conjonctivite se déclare brusquement dans le cours d'une kératite. Nous en avons observé trois cas se montrant consécutivement, soit dans le cours d'une kératite simple, soit dans le cours d'une kératite vasculo-plastique ou d'une kératite ulcéreuse.

Reste à déterminer le rôle de la dentition ; c'est ici que les avis sont partagés.

La fluxion qui accompagne le travail de la dentition détermine du gonflement de la paupière, de la rougeur de la conjonctive, du larmoiement et de la photophobie, dit le docteur Petit, dans sa thèse inaugurale, d'après Trousseau. Weller, Rognetta imputent aussi à la dentition la possibilité de déterminer une ophtalmie.

Demours, au contraire, dit que l'irritation excitée par la dentition est une cause moins fréquente qu'on ne le suppose, d'ophtalmie chez les enfants.

Le professeur Gosselin considère aussi comme exagérée l'influence que l'on attribue à la dentition. Ces à ces dernières opinions que nous nous rangeons. Nous tentons d'établir, par l'exposé de nos observations où nous avons relaté avec soin l'état de la bouche des petits malades, que l'on a accusé à tort la première dentition d'être une cause de blépharo-conjonctivite.

Voici les principales observations que nous avons recueillies dans ce but.

Observation I

Blépharo-conjonctivite double

Eugène Z..., âgé de 13 mois, est amené à la clinique le 28 mars 1881.

Cet enfant est bien conformé. Depuis sa naissance, il a toujours joui d'une bonne santé. Il ne présente aucune trace de diathèse scrofuleuse : pas d'adénite sous-maxillaire ; ni d'éruptions cutanées d'aucune espèce, ni d'écoulement par les oreilles.

Tous les organes sont sains. L'appareil gastro-intestinal fonctionne régulièrement. Les voies aériennes sont indemnes de toute inflammation.

L'éruption des dents s'est produite sans amener de réaction fâcheuse sur l'état général.

Les deux incisives médianes inférieures ont percé à l'âge de six mois ; l'éruption des incisives supérieures et des incisives latérales inférieures était complétée à un an.

Les gencives en rapport avec les alvéoles des premières molaires sont blanches et dures ; elles ne présentent ni gonflement, ni sensibilité, ni rougeur.

Les deux yeux sont malades, mais à un degré différent.

L'inflammation a débuté par l'œil gauche le 24 mars ; l'œil droit n'est pris que depuis hier 27.

État actuel 28 mars.

A gauche. — Les paupières sont gonflées, œdémateuses, le gonflement est surtout prononcé à la paupière supérieure qui est d'une coloration d'un rouge sombre, d'une consistance semi-molle et sur laquelle ne se distinguent plus les plis transversaux que l'on remarque à l'état normal. En raison de l'inflammation séreuse dont le tissu de cette paupière est le siège, son volume est augmenté à un point tel qu'elle recouvre complètement le bord ciliaire de la paupière inférieure. Les cils sont agglutinés par des croûtes assez épaisses, d'aspect jaunâtre. En écartant les paupières, il s'écoule un flot de pus sale, mélangé de filaments de mucus. En renversant les paupières, l'une en haut, l'autre en bas, on fait saillir des replis de la muqueuse qui est tuméfiée et injectée et qui masque complètement la cornée. Pour examiner celle-ci, nous écartons les voiles avec deux élevateurs pleins, et repoussant en haut et en bas les replis muqueux, nous découvrons la cornée. Cette membrane ne présente aucune lésion.

La conjonctive scléroticale est médiocrement injectée.

Avec une petite éponge de ouate trempée dans un peu d'eau tiède, nous détachons le pus adhérent à la conjonctive palpébrale et nous constatons l'état suivant : La muqueuse présente une injection très prononcée, plus marquée au niveau du cul de sac de la conjonctive et en arrière du cartilage tarse. Cette portion de la conjonctive est boursoufflée, épaissie, saignante ; présentant des filaments visqueux, de coloration blanc bleuâtre, adhérents à sa surface.

A droite. — Les symptômes sont moins accusés.

La paupière supérieure, d'une teinte rosée, présente un léger gonflement. Les cils ne sont pas agglutinés par des croûtes jaunâtres. La conjonctive scléroticale présente une injection très discrète. La conjonctive palpébrale est injectée surtout au niveau du cul de sac. Quelques tractus muqueux y adhèrent. Il s'écoule de l'intervalle des paupières une sérosité un peu opaque mélangée de parcelles de mucus.

Traitement. — Nettoyage des paupières, toues les deux heures, avec une éponge de charpie, trempée dans la solution :

Eau distillée	150 gr.
Sulfate de zinc.	0 gr. 20 centigr.

Immédiatement après, instillation sur la conjonctive palpébrale, de quelques gouttes du collyre :

Eau distillée . . . . 30 gr.
Azotate d'argent crist. . . . . . . 0 gr. 20 centigr.

29 mars. — Même état ; même traitement.

1er avril. — A gauche : le gonflement des paupières a un peu diminué. Sécrétion muco-purulente moins abondante. Impossibilité, en écartant les paupières, d'apercevoir la cornée. A l'aide d'un élévateur, on constate qu'elle est saine.

A droite. — L'injection sclérotícale a en partie disparu et l'injection palpébrale a notamment diminué. — Sécrétion muqueuse.

Traitement. identique pour l'œil gauche ; à gauche on remplace le collyre au nitrate d'argent par un collyre au sulfate de zinc formé de 0 gr. 20 centigr. de sulfate de zinc pour 30 gr. d'eau distillée.

4 avril. — Il ne reste à droite qu'un peu d'hyperémie de la conjonctive.

A gauche. — Diminution notable de la tuméfaction des paupières et de la sécrétion muco-purulente.

Boursoufflement de la muqueuse oculo-palpébrale moins prononcé.

6 avril. — Amélioration persistante. Cils non agglutinés. Tendance de la sécrétion à devenir muqueuse.

On commence à apercevoir la cornée.

8 avril. — L'enfant entr'ouvre les yeux.

Le boursoufflement de la muqueuse oculo-palpébrale a tellement diminué que l'on aperçoit la cornée et la conjonctive sclóroticale.

Papilles de la conjonctive palpébrale tout-à-fait affaissées.

10 avril. — L'amélioration persiste.

14 avril. — Injection modérée de la conjonctive palpébrale, sécrétion muqueuse insignifiante.

Paupières revenues à leur dimension et leur couleur normales.

L'amélioration persiste jusqu'au 20 avril où la guérison est complète.

Observation II

Blépharo-conjonctivite plus prononcée à droite.

Pierre C..., âgé de quinze mois, est conduit à la clinique le 3 mai 1881.

Cet enfant, quoique ne présentant aucun signe évident de diathèse scrofuleuse (ni gourme, ni engorgement ganglionnaire) est d'un tempérament lymphatique. Il a été élevé au sein par sa mère qui, nous dit-on, a été atteinte, l'année dernière, d'une fièvre typhoïde grave et d'une « éruption de sang. »

Au mois de janvier dernier, l'enfant a eu des furoncles qui se sont produits par poussées successives, dans l'intervalle de trois mois. Ces furoncles étaient localisés au dos et aux fesses. Nous n'en constatons actuellement aucune trace. Cette éruption cutanée a coïncidé avec la sortie des premières dents. Il possède deux incisives inférieures et quatres incisive supérieures.

Pendant toute la durée de l'éruption dentaire, aucune manifestation ne s'est produite du côté des yeux. Tous ne constatons sur les gencives aucun indice de la sortie des incisives latérales inférieures.

L'inflammation des yeux a débuté, à droite dans le courant d'avril; à gauche vers le 25 du même mois.

État actuel 3 mai.

Œil droit : tuméfaction moyenne de la paupière supérieure, plis transversaux cutanés en partie effacés.

Le bord ciliaire de la paupière inférieure n'est pas marqué par la paupière supérieure correspondante.

Quelques croûtes jaunâtres agglutinent les cils.

Sécrétion muco-purulente peu abondante.

Conjonctive palpébrale injectée, surtout en arrière du cartilage tarse, quelques tractus muqueux y adhérent.

Cornée et conjonctive bulbaire saines.

Œil gauche : œdème peu prononcé des paupières, injection discrète de la conjonctive palpébrale.

Sécrétion muqueuse.

Cornée et conjonctive scléroticale saines.

Traitement : Le même que dans la première observation.

4 mai. — Amélioration très sensible du côté gauche.

Même état pour l'œil droit.

7 mai. — A gauche : il ne reste qu'une sécrétion insignifiante et une injection peu prononcée de la conjonctive palpébrale. — Collyre au sulfate de zinc.

A droite : tuméfaction des paupières notablement diminuée. La sécrétion tend à devenir muqueuse.

On commence à distinguer la cornée.

10 id. — Amelioration persistante.

13. — L'enfant a entrouvert les paupières dans la journée précédente.

Tuméfaction des paupières à peine sensible.

Réapparition des plis transversaux cutanés.

Secrétion muqueuse. Conjonctive palpébrale moins injectée, papilles moins saillantes.

15. — Effacement complet des papilles. Injection palpébrale discrète. Sécrétion muqueuse insignifiante.

18. — Il ne reste qu'une légère hyperémie de la conjonctive.

Observation III

Blépharo-conjonctivite à droite consécutive à une kératite vasculo-plastique.

Eugénie F., âgée de 7 mois, d'une constitution frêle, est amenée à la clinique le 2 mai 1881.

Elle est atteinte d'une kératite vasculo-plastique remontant à plusieurs semaines et n'ayant pas encore été soignée. On prescrit un collyre à l'atropine. Les parents restent trois jours sans nous conduire l'enfant. On la ramène le 5 mai et nous constatons l'état suivant.

L'enfant est atteinte d'un coryza intense survenu en même temps que le gonflement des paupières.

L'enfant n'a pas encore de dents et l'état des gencives n'en fait pas supposer une éruption prochaine.

État actuel 5 mai. — Tuméfaction très prononcée des paupières droites, surtout de la paupière supérieure qui est d'un rouge sombre et qui recouvre le bord libre de la paupière inférieure.

Sécrétion muco-purulente très abondante. Agglutination des cils par des croûtes jaunâtres, épaisses. Impossibilité, en écartant les paupières, d'apercevoir la cornée, marquée par les replis de la muqueuse, injection très prononcée de la conjonctive palpébrale qui est tuméfiée et à laquelle adhèrent des filaments muqueux.

Papilles saillantes, légèrement saignantes. L'état de la cornée reste le même, malgré les instillations répétées du collyre à l'atropine.

Traitement. — On continue les instillations du collyre à l'atropine, collyre au nitrate d'argent et solution de sulfate de zinc.

7 mai. — Aucune amélioration.

8 mai. — Les paupières sont peut-être un peu moins tendues; la sécrétion reste muco-purulente et abondante. Conjonctive palpébrale injectée, tuméfiée, saignante.

Du 8 au 13 mai. — Même état.

13 mai. — Tuméfaction des paupières moins prononcée, sécrétion muco-purulente moins abondante. La cornée reste toujours masquée par les replis de la conjonctive oculo-palpébrale.

Papilles toujours volumineuses.

15 mai. — Boursoufflement de la muqueuse oculo-palpébrale moins prononcé. Diminution de la tuméfaction des paupières et de la sécrétion.

18 mai. — Persistance de l'amélioration.

20. mai — L'enfant entr'ouvre les yeux. On commence à apercecevoir la cornée dont l'état s'est peu amélioré.

Diminution notable du volume des paupières ; tendance de la sécrétion à devenir muqueuse. Conjonctive palpébrale moins boursoufflée et moins rouge.

Du 20 au 25 mai. — L'état de la conjonctive palpétrale continue à s'améliorer chaque jour.

25 mai. — L'enfant est guérie de sa blépharo-conjonctivite la kératite persiste.

Observation IV

Blépharo-conjonctivite légère consécutive à une kératite.

Georges M..., âgé de 26 mois, est amené à la Clinique le 9 mai 1881.

Cet enfant est d'une bonne constitution. Il n'a jamais présenté aucune manifestation scrofuleuse. Depuis sa naissance, il a toujours été bien portant. Aucune indisposition même pendant le travail de la dentition qui est presque complétée.

Les incisives supérieures et inférieures, les premières molaires et les canines sont sorties. L'éruption des premières molaires a été terminée à l'âge de vingt-trois mois. Les dernières molaires ne se montrent pas encore.

État actuel. 9 mai. — L'œil droit, rouge depuis près de deux mois, présente tous les symptômes d'une kératite.

On ne remarque aucun gonflement des paupières.

L'enfant n'a encore subi aucun traitement.

Prescription. — Instillations d'un collyre à l'atropine; léger purgatif.

10 mai. — Les paupières droites sont rouges, tendues, collées par du muco-pus.

La conjonctivite palpébrale présente une injection plus accusée que le 9. Elle est rouge, boursoufflée. Les papilles sont saillantes.

Sécrétion muqueuse assez abondante.

L'état de la cornée est le même, la pupille est dilatée.

Traitement. — On continue le collyre à l'atropine; collyre au nitrate d'argent et solution de sulfate de zinc.

11. — Même état; même traitement.

12. — Diminution de la rougeur et du gonflement des paupières. Injection de la conjonctivite palpébrale moins prononcée, la sécrétion reste muqueuse.

14. — L'amélioration persiste.

16. — La kératite est en voie de résolution.

Paupières revenues à l'état normal.

Injection palpébrale peu prononcée.

Sécrétion à peine marquée.

18. — L'enfant est guéri de sa blépharo-conjonctivite. La kératite est très-améliorée.

Observation V.

Blépharo-conjonctivite légère de l'œil droit.

Marie P., âgée de 3 ans et demi, est à la clinique le 27 mai 1881.

Cette enfant a toujours joui d'une bonne santé. La dentition s'est établie sans produire aucune perturbation dans son état général.

Elle n'a jamais eu mal aux yeux précédemment.

La mère nous dit que l'œil droit est pris depuis le 23 mai, à la suite d'un coup d'air.

L'enfant serait restée une partie de la journée à la fenêtre d'une chambre exposée au nord, et le lendemain l'œil aurait commencé a être larmoyant.

État actuel 27 mai.

L'œdème des paupières est peu prononcé.

L'enfant peut les entr'ouvrir facilement.

La conjonctive sclératicale est à peine injectée.

La conjonctive palpébrale présente une injection très discrète.

Papilles peu volumineures et peu vasculaires.

Écoulement muco-purulent peu abondant.

Traitement. — Le même que dans l'observation I.

29 mai. — Amélioration notable, diminution de la sécrétion et de l'injection palpébrale.

1er juin. — Les paupières sont revenues à leur état no mal. La sécrétion tend à devenir muqueuse.

3 juin. — Injection très discrète de la conjonctive palpébrale. Sécrétion muqueuse peu abondante.

5 juin. — Il ne reste que de l'hyperémnie de la conjonctive.

Observation VI

Blépharo-conjonctive à droite.

Juliette G..., âgée de 4 ans et demi, est d'une bonne constitution. Elle a toujours été bien portante. Elle ne présente aucune trace de scrofule. La dentition s'est faite sans apporter chez elle aucun trouble dans sa santé.

L'inflammation de l'œil droit a débuté il y a six jours et la mère l'attribue à la contagion d'une de ses petites camarades.

État actuel 31 *mai.*

Tuméfaction et coloration rouge violacé de la paupière supérieure. Effacement des plis cutanés transversaux. Impossibilité à l'enfant d'entr'ouvrir les paupières, photophobie prononcée.

Sécrétion muco-purulente abondante.

Agglutination des cils par des croûtes jaunâtres. Injection très prononcée de la conjonctive palpébrale, surtout au niveau du cul de sac oculo-palpébral. Saillie prononcée des papilles.

Tuméfaction de la conjonctive palpébrale masquant la cornée.

Cornée saine, conjonctive bulbaire médiocrement injectée.

Traitement. — Habituel.

2 juin. — Même état, même traitement.

4. — Le gonflement des paupières a un peu diminué, sécrétion moins épaisse.

6. — Boursoufflement de la muqueuse moins prononcé, papilles moins saillantes, sécrétion moins abondante, voiles palpébraux moins tendus.

8. — Diminution du gonflement des paupières et de la sécrétion muco-purulente.

10. — L'enfant commence à entr'ouvrir les yeux, moins de photophobie, boursoufflement de la muqueuse notablement diminué.

Injection de la conjonctive palpébrale moins prononcée; papilles aplaties, la sécrétion devient muqueuse.

13. — L'amélioration persiste, photophobie disparue.

15. — Disparition du gonflement des paupières, sécrétion muqueuse insignifiante, hyperémie modérée de la conjonctive palpébrale.

17. — L'enfant ne présente qu'une légère hyperémie de la conjonctive.

Observation VII

Blépharo-conjonctivite des deux côtés.

Georges M..., âgé de 4 ans et demi, est amené à la clinique le 13 juin 1881.

Ces enfant a eu, dans les trois premières années de sa naissance, des accidents scrofuleux caractérisés par de la gourme, des engorgements ganglionnaires et des abcès au cou. Il en porte des stigmates et présente aussi un engorgement des ganglions sous maxillaires et cervicaux.

Il n'a jamais été atteint d'affection oculaire.

L'inflammation a débuté, il y a une quinzaine de jours (fin de mai), simultanément des deux côtés.

État actuel le 13 juin.

Les lésions sont les mêmes des deux côtés. Légère tuméfaction et teinte rosée des paupières supérieures.

Sécrétion muco-purulente peu abondante.

Conjonctive palpebrale présentant une injection discrète.

Conjonctive bulbaire et cornée saines.

Traitement : indiqué ci-dessus.

15 juin. — Diminution de la sécrétion et du gonflement des paupières.

17 juin. — Diminution de l'injection de la conjonctive palpébrale. La sécrétion devient muqueuse, les voiles palpébraux ont repris leur volume normal.

20 juin. — Il ne reste qu'une hyperémie légère de la conjonctive.

Observation VIII

Blépharo-conjonctivite légère, des deux côtés.

Madeleine M., âgée de 3 ans et demi, est amenée à la clinique en même temps que son frère dont nous avons rapporté l'histoire pathologique dans l'observation précédente.

Elle semble manifestement avoir été contagionnée par son frère. Elle est atteinte depuis le 5 juin. A cette époque, celui-ci était déjà pris depuis une huitaine de jours. Cette enfant ne présente aucun signe de scrofule. Elle est d'une bonne constitution, l'évolution dentaire s'est produite sans amener aucun trouble dans sa santé.

Etat actuel 13 *juin*.

Les deux yeux sont pris au même degré.

Tuméfaction peu prononcée des paupières.

Sécrétion muqueuse.

Injection discrète de la conjonctive palpébrale.

Cornée et conjonctive bulbaires saines.

Traitement. — Ordinaire.

15. — Même état.

17. — Les paupières sont revenues à leur volume normal ; sécrétion insignifiante.

Injection de la conjonctive palpébrale très peu prononcée.

20. — L'enfant est guérie de sa blépharo-conjonctivite.

Observation IX

Blépharo-conjonctivite des deux côtés, plus prononcée à gauche.

Georges M., âgé de 22 mois, est amené à la clinique le 15 juin 1881.

Ses antécédents pathologiques se réduisent aux suivants : une varicèle à l'âge de 1 mois ; un eczéma généralisé sur tout le corps à l'âge de 6 mois. Cet eczéma disparaît pendant plusieurs mois pour revenir ensuite avec les mêmes caractères.

L'enfant présente actuellement sur la figure une éruption impétigineuse et sous le maxillaire inférieur et au cou, un engorgemont notable des ganglions.

L'éruption des incisives inférieures et supérieures, des premiers molaires, des canines a eu lieu sans produire de manifestation du côté des yeux. Il ne reste que les dernières molaires à percer. L'état des gencives ne permet pas d'en soupçonner une éruption proche.

L'inflammation actuelle a débuté vers le 1er juin à l'œil gauche ; l'œil droit n'a été pris que le 10.

État actuel 15 juin.

Œil gauche : Tuméfaction notable des paupières surtout de la paupière supérieure dont les plis sont effacés, quelques croûtes jaunâtres agglutinent les cils. Sécrétion muco-purulente peu abondante. Conjonctive palpébrale présentant une injection, marquée surtout en arrière du cartilage tarse.

Cornée et conjonctive scléroticale indemnes de toute inflammation.

Œil droit : Œdème peu prononcé des paupières. Injection discrète de la conjonctive palpébrale.

Sécrétion muqueuse.

Traitement. — Le même que ci-dessus.

16 juin. — Même état ; même traitement.

18. — Amélioration notable de l'œil droit.

20. — A droite, il ne reste qu'une injection insignifiante de la conjonctive palpébrale et une sécrétion muqueuse très peu marquée. Collyre au sulfate de zinc.

A gauche, tuméfaction des paupières notablement diminuée. Sécrétion moins abondante.

24. — L'amélioration persiste, la sécrétion tend à devenir muqueuse.

26. — L'enfant entr'ouve les yeux.

Œdème des paupières à peine appréciable.

Injection discrète de la muqueuse palpébrale.

Sécrétion muqueuse.

30. — Disparition complète de l'œdème. Il ne reste qu'une légère hyperémie de la conjonctive.

Observation X

Blépharo-conjonctivite consécutive à une ulcération de la cornée droite.

Lucie D..., âgée de 16 mois, est amenée à la clinique le 7 juin, pour une kératite ulcéreuse de l'œil droit. L'enfant n'a pas encore été traitée. On prescrit un collyre à l'atropine.

On ne constate à cette époque aucune trace de blépharo-conjonctivite.

Sous l'influence du traitement, l'injection péri-cornéale diminue; l'ulcération entre en voie de cicatrisation, au bout de quelques jours.

Le 15 juin. — Nous constatons les signes d'une blépharo-conjonctivite.

Rien, dans l'état de l'enfant, n'indique une constitution strumeuse. Sa santé générale est bonne.

Les douze premières dents ont percé, sans que l'enfant en ait souffert. On ne constate actuellement, sur les gencives, aucun signe d'une éruption prochaine des canines.

État actuel. 15 juin.

L'ulcération de la cornée est en bonne voie de cicatrisation.

Les paupières droites sont rouges, tendues.

Les cils sont agglutinés par du muco-pus.

Conjonctivite palpébrale rouge, tuméfiée, papilles saillantes.

Traitement. — On continue le collyre à l'atropine ; on prescrit en outre un collyre au nitrate d'argent et une solution de sulfate de zinc.

17. — Même état, même traitement.

20. — Œdème des paupières moins prononcé.

Papilles moins saillantes.

23. — Injection de la muqueuse palpébrale diminuée.

Sécrétion muco-purulente moins abondante.

26. — L'enfant entr'ouvre les yeux,

Gonflement des paupières à peine marqué.

Sécrétion tendant à devenir muqueuse.

28. — Sécrétion muqueuse insignifiante.

Injection palpébrale très discrète.

30. — Il ne reste que de l'hyperémie de la conjonctive, la kératite ulcéreuse est à son déclin.

Observation XI

Blépharo-conjonctivite double plus prononcée à droite.

Gustave C., âgé de 2 ans, d'un tempérament strumeux évident (éruptions impétigineuses aux narines, engorgement des ganglions sous-maxillaires), est amené à la Clinique le 21 juin.

Chez cet enfant, la dentition a été précoce. Elle est complète depuis un mois. L'éruption dentaire s'est opérée chez lui, sans retentissement sur sa santé générale. Il n'a jamais eu mal aux yeux.

L'inflammation a débuté à droite le 10 juin, à gauche quelques jours après.

Etat actuel, 21 *juin.*

Œil droit. — Gonflement notable des paupières, surtout prononcé à la paupière supérieure.

Effacement des plis cutanés transversaux.

Sécrétion muco-purulente assez abondante, agglutinant les cils et se déposant sous formes de filaments muqueux sur la conjonctive palpébrale.

Boursoufflement de la muqueuse oculo-palpébrale masquant en partie la cornée.

Au niveau du bord postérieur du cartilage tarse, saillie des papilles.

Conjonctive bulbaire médiocrement injectée.

Cornée saine.

Œil gauche. — Œdème peu prononcé des paupières.

Injection discrète de la conjonctive palpébrale.

Sécrétion muqueuse.

Traitement. — Collyre au nitrate d'argent et solution de sulfate de zinc.

23. — Même état, même traitement.

26. — Amélioration notable de l'œil gauche.

A droite, tuméfaction des paupières moins considérable.

Boursoufflement de la muqueuse moins prononcé.

29. — L'œil gauche est guéri.

A droite, l'œdème des paupières, le boursoufflement de la muqueuse sont moins marqués.

Sécrétion muco-purulente moins abondante, papilles moins saillantes.

3 juillet. — L'enfant entr'ouve les paupières.

L'injection de la conjonctive palpébrale diminue.

Sécrétion muqueuse.

6. — Il ne reste que de l'hyperémie de la conjonctive.

Observation XII

Blépharo-conjonctivite légère à gauche.

Augustine D., âgée de six mois, est amenée à la clinique le 27 juin 1881.

L'état général de l'enfant est bon. Elle ne présente aucune manifestation strumeuse. Elle n'a pas encore de dents. Les gencives restent blanches et dures, rien ne dénote une éruption proche.

L'œil gauche est pris depuis le 18 juin.

État actuel 27 juin.

Œdème peu prononcé des paupières.

Sécrétion muco-purulente peu abondante.

Injection discrète de la conjonctive palpébrale.

Cornéite et conjonctivite.

Traitement. — Énoncé ci-dessus.

30 *juin.* — Amélioration notable.

La sécrétion tend à devenir muqueuse.

3 *juillet.* — Disparition de la tuméfaction des paupières.

Diminution notable de l'injection de la conjonctive palpébrale.

6 *juillet.* — Il ne reste que de l'hyperémie de la conjonctive.

RÉFLEXIONS

L'exposé de ces observations nous amène à conclure que le travail de la première dentition ne paraît pas provoquer la blépharo-conjonctivite.

Chez cinq des enfants dont nous rapportons l'histoire (obs. V, VI, VII, VIII, XI) la blépharo-conjonctivite s'est déclarée pour la première fois, lorsque la dentition était complète. Les parents interrogés, avec soin à ce sujet, nous ont tous affirmé que les enfants n'avaient jamais eu aucune affection aux yeux, pendant toute la durée de l'éruption dentaire.

Chez deux enfants, l'un âgé de 7 mois (obs. III), l'autre âgé de 6 mois (obs. XII), nous ne constatons, ni au début ni dans le cours de leur affection oculaire, aucun signe d'une éruption prochaine des premières dents.

L'état de la bouche des cinq enfants qui sont l'objet des autres observations, nous permet de repousser encore l'influence de l'éruption dentaire.

Dans l'observation I, il s'agit d'un enfant de treize mois. Les incisives supérieures et inférieures sont sorties. L'issue des premières molaires n'est pas encore supposable.

Pour l'observation II, nous avons un enfant de quinze mois possédant les deux incisives inférieures et les quatre supérieures ; nous ne constatons aucun indice de la sortie des incisives inférieures.

L'enfant qui fait l'objet de l'observation IV est âgé de vingt-six mois. Il possède toutes ses dents, sauf les dernières molaires. Leur éruption ne paraît pas imminente.

Dans l'observation IX, il s'agit d'un enfant âgé de vingt-deux mois, dont la bouche présente le même état que dans le cas précédent.

Enfin chez notre dernier malade âgé de seize mois (obs. X) la dentition se compose de douze dents. L'état des gencives indique que l'éruption des canines n'est pas en voie de préparation.

Nous avons recherché à quelles causes on pouvait attribuer, chez ces enfants, le développement de la blépharo-conjonctivite.

Trois sont consécutives à une inflammation de la cornée : kératite (obs IV) ; kératite vasculo-plastique (ob. III) ; kératite ulcéreuse (obs. X).

Une paraît être occasionnée par l'exposition prolongée à un vent froid (obs. V).

Deux se sont manifestées sans causes appréciables (obs. I; XII.

Deux semblent résulter de la contagion. Elle nous paraît évidente pour l'enfant dont le cas est rapporté dans l'observation VIII (petite fille contagionnée par son frère) ; moins nette dans l'observation VI (enfant contagionnée, d'après la mère) par une petite camarade atteinte de la même affection.

Un cas s'est déclaré chez un enfant lymphatique (obs. II).

Enfin la diathèse scrofuleuse paraît être la cause de cette affection chez les enfants qui font l'objet de nos observations VII, IX, XI.

SYMPTOMES

Dans la plupart des cas, les symptômes sont si tranchés que, sans se livrer à un examen complet de l'œil du malade, on peut reconnaître la nature de l'affection. Le jeune âge du sujet, le gonflement considérable des paupières et surtout de la paupière supérieure, l'écoulement d'un liquide muco-purulent qui agglutine les cils, se dessèche sur le bord libre des paupières et empêche les voiles de s'écarter, mettent sur la voie du diagnostic.

Mais comme quelques-uns de ces symptômes se rencontrent aussi dans certaines affections, sur lesquelles nous reviendrons en parlant du diagnostic différentiel, nous croyons utile de passer en revue chacun des symptômes et chacun des signes fournis par l'état de la conjonctive palpébrale, en nous étendant un peu sur chacun d'eux.

Considérons d'abord l'état de la conjonctive palpébrale. Au début, le mal est caractérisé par une hyperémie très prononcée de la conjonctive palpébrale, hyperémie surtout marquée en arrière du cartilage tarse et au niveau du cul-de-sac oculo-palpébral.

La portion scléroticale de la conjonctive est indemne de toute inflammation. La muqueuse palpébrale présente une coloration uniforme d'un rouge vif. Fréquemment l'inflammation ne reste pas limitée en ces points, elle envahit la caroncule et les replis semi-lunaires, sans toutefois se propager jusqu'à la conjonctive scléroticale. Quand celle-ci vient à être envahie, elle ne présente qu'une injection très discréte. Dans les cas graves cependant, surtout quant l'affection a été négligée, l'hyperémie envahit à son tour la conjonctive scléroticale. Parfois les vaisseaux se rapprochent tellement les uns des autres que la conjonctive se présente sous la forme d'une membrane d'un rouge intense. Souvent alors, il se produit une infiltration de sérosité dans le tissu cellulaire sous-conjonctival. La muqueuse, soulevé plus ou moins autour de la cornée, forme autour de cette membrane, un bourrelet plus ou moins étendu que l'on appelle *Chémosis*. Ce chémosis reste presque toujours mou ; il est rarement dur comme on le trouve dans l'ophtalmie blennorrhagique, ou phlegmoneux comme dans certaines formes d'ophtalmie purulente. Mais nous répétons que ces lésions sont très rares, et que, dans la majorité des cas, la conjonctive bulbaire est indemne de toute lésionu et ne présente qu'un léger degré d'hyperémie.

Les lésions que l'on constate communément ont leur siège dans la conjonctive palpébrale. La muqueuse est soulevée, boursoufflée, épaissie ; le tissu cellulaire paraît infiltré. En écartant les paupières et en les renversant l'une en haut et l'autre en bas, on fait saillir les replis tuméfiés et injectés de la portion de la muqueuse correspondant aux culs-de-sac, et on voit apparaître un bourrelet d'un rouge vineux, masquant en partie ou en totalité la cornée, bourrelet produit par la tuméfaction de la conjonctive.

Du troisième au quatrième jour, on voit apparaître sur la surface de la conjonctive, une quantité de petites élevures, tassées les unes contre les autres, et qui ont été considérées comme des granulations par certains oculistes. Ces saillies, séparées entre elles par des espaces lisses, ne sont pas encore des granulations, mais peuvent devenir granuleuses. Elles sont formées par les papilles normales de la conjonctive, devenues plus vasculaires et augmentées de volume.

Quel est le point de départ de cette hyperrémie de la conjonctive palpébrale.

D'après Burkard eble (1), la blépharo-conjonctivite commence vers les conduits excréteurs des glandes de Meïbonius, le long du bord palpébral et le plus ordinairement aux commissures des paupières. Des filets sanguins, tortueux, se dirigent du bord ciliaire de paupières à leur bord adhérent ; la vascularisation devient d'autant plus confluente que l'inflammation est plus intense. Pourvus de calibres variables, les vaisseaux donnent lieu à des anastomoses nombreuses, d'où il suit que le tissu malade nous offre et des vaisseaux qui se portent d'avant en arrière et d'autres qui ont une direction transversale ou oblique.

1. Deval (*Traité des maladies des yeux*), 1862, page 220.

L'inflammation de la conjonctivite palpébrale a pour conséquence une sécrétion dont les caractères se modifient rapidement à mesure qu'augmente l'hyperémie conjonctivale. Dès le début, — mais rarement on voit assez tôt les enfants pour pouvoir le constater, — la sécrétion est aqueuse, transparente, produite en partie par la conjonctive, en partie par l'augmentation du liquide sécrété par la glande lacrymale. Au bout de douze à quarante-huit heures, la sécrétion devient épaisse, jaunâtre, d'aspect puriforme. Elle s'accumule dans le grand angle, sur la caroncule lacrymale, sur les replis semi-lunaires.

Elle se dépose, en ces points, sous la forme de filaments de coloration blanc jaunâtre, adhérents à la muqueuse que l'on voit très facilement en débarrassant celle-ci, avec un léger jet d'eau tiède, du pus qui la masque. En saisissant quelques-unes de ces lamelles à l'aide d'une pince, on reconnaît qu'elles sont formées par du muco-pus concrété; placées sur une petite plaque de verre, elles ne tardent pas à perdre leur consistance et leur aspect membraneux, et se transforment en une matière épaisse que le microscope fait reconnaître pour du pus et du mucus mélangés à des larmes. En même temps, les glandes de Meïboimus sécrètent un liquide épais, d'aspect puriforme. Cette sécrétion, se joignant aux autres, il en résulte une suppuration qui agglutine les cils et se dessèche sur le bord libre des paupières, sous forme de croûtes jaunâtres, flavescentes. Ces produits sécrétés sont très abondants. Ils couvrent toute la surface de la conjonctive, surtout en arrière du cartilage tarse.

Parfois ils se répandent sur les parties voisines de l'orbite, sur les joues, les ailes du nez, où ils déterminent de l'eczéma.

Dans d'autres cas, l'agglutination des cils ne laisse pas de passage libre à ces sécrétions qui s'accumulent alors entre la cornée et les paupières. Il arrive quelquefois que le pus est tellement abondant qu'il masque entièrement la cornée et, qu'au premier abord, on pourrait croire à une destruction de cette membrane. Dans ce cas, il faut écarter avec prudence les paupières quand on se livre à leur examen, car on est exposé à recevoir un jet de pus à la figure, si on néglige cette précaution.

Pendant toute la période d'état, la sécrétion puriforme conserve les mêmes caractères. Les produits de sécrétion se modifient à mesure que l'inflammation de la conjonctive s'amende. L'écoulement devient moins épais, diminue de quantité et redevient enfin muqueux. Pendant quelque temps, il se fait une sécrétion peu abondante de filaments muqueux, puis tout rentre dans l'ordre.

Pendant que ces modifications pathologiques se succèdent du côté de la muqueuse, on constate, à la face externe des paupières, un travail phlegmasique très accentué. Au début de l'affection, les paupières se tuméfient, cette tuméfaction donne ordinairement l'éveil aux parents. L'œdème de la paupière est un symptôme constant.

Le gonflement plus ou moins considérable des voiles palpébraux s'accompagne d'une coloration rouge, parfois violacée. Les voiles ont une consistance demi-molle qui leur permet de conserver passagèrement l'empreinte du doigt qui les a déprimés. Les plis cutanés transversaux de la paupière supérieure sont effacés. En raison de l'inflammation séreuse dont son tissu est le siège, le voile palpébral masque une étendue plus ou moins considérable du globe oculaire. Dans le plus grand nombre de cas, le gonflement est plus marqué à la paupière supérieure qu'à l'inférieure.

Il est parfois assez considérable pour masquer complètement le bord ciliaire de la paupière inférieure correspondante ; rarement très prononcé à la paupière inférieure qui jamais ne vient recouvrir la paupière supérieure. Il est de règle — et c'est un élément précieux et pour le diagnostic et pour le pronostic — que l'œdème des paupières est en rapport avec l'intensité de l'inflammation. Plus la phlegmasie oculaire est accentuée, plus grande est la tuméfaction des voiles palpébraux. L'œdème persiste pendant toute la période d'état et ne diminue qu'au moment où il se produit une détente dans l'état aigu. Ces caractères ne se rencontrent ni dans l'opthalmie purulente des nouveau-nés, ni dans la conjonctivite blennorrhagique. Dans ces affections, l'œdème palpébral augmente petit à petit et reste toujours plus limité. Dans la blépharo-conjonctivite, au contraire, nous voyons la tuméfaction des paupières prendre rapidement un grand développement et persister comme nous l'avons dit plus haut pendant toute la période d'état. Mais dès que l'inflammation est jugulée, le gonflement disparaît rapidement et les paupières reprennent leur volume et leur aspect normaux.

Nous devons encore signaler deux symptômes qui se montrent ensemble avec la même intensité et disparaissent en même temps. Nous voulons parler de la photophobie et du blépharospasme.

La photophobie est intense. L'enfant ne peut supporter l'éclat d'aucune lumière naturelle ou artificielle. Aussi a-t-il soin, même quand l'état des paupières pourrait lui permettre d'entr'ouvrir l'œil, de tenir les voiles rapprochés. Si l'on parvient a lui maintenir les yeux ouverts pendant quelques minutes, les paupières sont affectées d'une sorte de spasme se renouvelant à chaque instant.

Van Roosbroek (1) pense que la photophobie est le symptôme pathognomonique de l'opthalmie purulente, mais la photophobie se rencontre dans l'état normal, chez certains sujets qui, non-seulement ne présentent aucun signe de scrofule mais ne sont atteints d'aucune affection des yeux. C'est la photophobie essentielle des personnes se livrant à des travaux exigeant une grande application des yeux, et des femmes hystériques.

Le plus ordinairement, la photophobie est symptomatique d'une affection des membranes de l'œil ; on l'observe généralement dans les kératites ulcéreuses, l'iritis, la choroïdite congestive ; la rétinite aiguë.

Signalons, en passant, les diverses explications données sur la nature de la photophobie.

Avant de pouvoir explorer le fond de l'œil avec l'ophtalmoscope, on croyait qu'elle était la conséquence d'une rétinite. Cette explication tombe devant les moyens d'exploration actuels. D'après Demours (1), lorsque la lumière arrive dans l'œil, la pupille se contracte, tiraille les attaches de la cornée et la sclérotique, et le tiraillement de cette mem-

1. Van Roosbroek (compte rendu du congrès ophtalmologique de Bruxelles 1867 page 161).

2. Demours (loc. cit. tome I page 200).

brane, pour peu qu'elle soit enflammée, détermine cette douleur.

Notre maître, M. Fano (1), en donne une explication qui nous paraît la mieux fondée. Pour lui, la photophobie est le résultat d'un trouble nerveux, c'est-à-dire, d'une hyperesthésie de la rétine.

Dans le blépharo-conjonctivite, la photophobie arrive rapidement au summum d'intensité. Elle persiste pendant la période d'état, diminue avec l'amélioration et cesse rapidement quand la maladie arrive à son déclin.

Le blépharospasme est un spasme tonique, continu de l'orbiculaire qui, probablement sous l'influence d'un acte réflexe, amène l'occlusion des paupières. Il attaque ordinairement les deux yeux, rarement un seul ; mais si un seul œil est malade, il est seul atteint par la photophobie et le blépharospasme.

MARCHE, DURÉE, TERMINAISONS.

Au point de vue de la marche, on peut considérer trois périodes :

1re période imflammatoire.
2e — d'état.
3e — de déclin.

La période inflammatoire dure de trois à quatre jours. Elle est caractérisée par le gonflement des paupières, la sé-

1. Fano (*Traité des maladies des yeux* tome, II, page 34.

crétion muqueuse, puis, par le gonflement de la muqueuse palpébrale. On ne constate ni chémosis, ni photophobie, ni blépharospasme. La cornée et la conjonctive sont saines.

Dans la période d'état, le gonflement des paupières augmente. La sécrétion devenue purulente est très abondante, et agglutine les cils. La cornée se trouve masquée par le pus et par le boursoufflement de la muqueuse. Les papilles de la muqueuse palpébrale sont hypertrophiées. Le blépharospasme et la photophobie sont très prononcés.

Cet état dure ordinairement de un à deux septenaires.

Puis le gonflement des paupières diminue ; la sécrétion est moins abondante, et devient muqueuse ; le boursoufflement est moins prononcé ; les papilles hypertrophiées s'effacent, et il ne reste plus qu'une légère hyperémie de la conjonctive.

Telle est la terminaison ordinaire, lorsque le malade a été soigné à temps, et a subi le traitement approprié.

Dans des cas moins heureux, les papilles restent hypertrophiées ; la muqueuse présente un aspect granuleux. Cette forme est plus rebelle. Elle peut durer des mois entiers.

La blépharo-conjonctivite n'a pas toujours une terminaison favorable. Dans certains cas, il se développe des altérations plus ou moins graves de la cornée, qui compromettent la vision. Les altérations du miroir de l'œil résultent le plus ordinairement d'une kératite consécutive à la phlegmasie conjonctivale. Tantôt la cornée devient opaque dans une étendue variable ; tantôt il se forme des ulcérations de la cornée, par laquelle s'engage une portion de l'iris qui vient faire hernie. Dans les cas les plus graves, lorsqu'il s'est formé autour de la cornée un chémosis dur, ce bourrelet conjonctival étrangle les vaisseaux de la cornée, et celle-ci se ramollit dans toute son étendue. Le ramollissement a pour conséquence la destruction de cette membrane, l'issue de l'humeur aqueuse et parfois du cristallin ; il se produit consécutivement un staphylôme cornéo-iridien.

Les complications précédentes sont rares, lorsqu'on a pu dès le début instituer un traitement rationnel, et le faire exécuter strictement.

DIAGNOSTIC

En général, le diagnostic de la blépharo-conjonctivite est facile. Dans la majorité des cas, il s'impose presque de lui-même. Le jeune âge du sujet, le gonflement considérable des paupières, l'abondance de la sécrétion purulente sont des éléments précieux de diagnostic. Mais comme il est d'autres formes de conjonctivite, qui présentent des caractères communs à la blépharo-conjonctivite, nous allons passer en revue ces affections, en indiquant les éléments du diagnostic différentiel.

Dans la *conjonctivite oculo-palpébrale*, le gonflement des paupières n'atteint jamais un degré aussi considérable que dans la blépharo-conjonctivite. L'injection, au lieu d'être limitée à la conjonctive palpébrale, s'étend à la conjonctive scléroticale. Au début, on voit sur celle-ci les vaisseaux constituer par leurs anastomoses des réseaux plus ou moins serrés ; puis, à mesure que l'hyperémie augmente, on distingue à la loupe que ce réseau vasculaire est formé par deux couches superposées : une couche de vaisseaux superficiels, de couleur carmin, par conséquent artériels, et une seconde couche de vaisseaux situés profondément, de couleur lie de vin, par conséquent veineux. A une période plus avancée, les vaisseaux sont tellement serrés, que la conjonctive bulbaire se présente sous la forme d'une membrane d'un rouge uniforme.

Les troubles fonctionnels sont moins intenses : on n'observe presque jamais de blépharospasme, ni de photophobie ; lorsque celle-ci existe, elle est généralement très modérée.

Les malades atteints de *conjonctivite granuleuse* ne présentent pas de tuméfaction des paupières aussi prononcée que dans la blépharo-conjonctivite. Contrairement à ce qui se passe dans cette dernière affection, l'œdème est plus marqué à la paupière inférieure qu'à la paupière supérieure. Ni l'un ni l'autre n'offrent de coloration rougeâtre, ni violacée. En renversant les paupières, on voit que la surface muqueuse de ces voiles est hérissée de saillies d'un rouge vif de la grosseur d'une tête d'épingle, analogues aux villosités de l'intestin grêle. On ne confondra pas ces granulations avec les petites élevures, séparées entre elles par des espaces libres, et dues à l'hyperémie des papilles normales de la conjonctive, que l'on observe à la période d'état et au début de la période de déclin de la blépharo-conjonctivite.

En outre, les sécrétions sont peu abondantes. Quand elles se produisent elles sont toujours muqueuses. Les troubles fonctionnels sont peu marqués ; les malades accusent une sensation de démangeaison derrière les paupières, ou la présence de grains de sable; mais ils ne sont jamais atteints de photophobie ou de blépharospasme.

L'*ophtalmie purulente* débute ordinairement du troisième au sixième jour après la naissance. La tuméfaction des paupières suit une marche progressive, au lieu d'être aussi rapidement intense que dans la blépharo-conjonctivite. La conjonctivite scléroticale est parfois injectée; mais le plus souvent il existe une infiltration séreuse dans le tissu sous-conjonctival (chémosis séreux). Les sécrétions sont franchement purulentes et bien plus abondantes que dans la blépharo-conjonctivite.

On ne confondra pas la blépharo-conjonctivite avec la *blépharite ciliaire*. Nous avons vu que dans la blépharo-conjonctivite, la suppuration agglutine les cils, et se dessèche sur le bord libre des paupières sous forme de croûtes jaunâtres, flavescentes. On n'attribuera pas ces croûtes à l'inflammation des glandes ciliaires en y regardant avec attention. Dans la blépharite ciliaire, on trouve aussi sur le bord libre des paupières des croûtes jaunâtres, parfois superposées en nombre variable, toujours traversées par un ou plusieurs cils. Mais en enlevant ces croûtes avec une pince; et en lavant avec un peu d'eau la place qu'elles occupaient, on trouve au-dessous d'elle une surface légèrement excoriée, parfois légèrement saignante. L'état de la muqueuse palpébrale, l'absence de sécrétion muco-purulente, de troubles fonctionnels sont autant d'éléments précis pour le diagnostic différentiel.

Lorsque la blépharo-conjonctivite est accompagnée d'une sécrétion fibro-muqueuse qui forme des membranes sur la conjonctive, on pourrait se demander si l'on n'a pas affaire à une *ophtalmie diphthéritique.*

Les caractères suivants permettent de faire reconnaître la conjonctivite pseudo-membraneuse : la muqueuse est peu vasculaire ; les produits de sécrétion consistent en un liquide ténu, d'un gris sale, dans lequel surnagent des flocons jaunâtres. La fausse membrane est épaisse, et unie si intimement à la conjonctive qu'il est difficile de l'en détacher. Au microscope, elle présente une substance analogue à la fibrine ; elle est disposée en un réseau dont les mailles renferment des leucocytes normaux ou granuleux, des granulations graisseuses, des éléments mal déterminés, cellulaires ou nucléaires.

L'examen microscopique de la membrane accolée à la conjonctive dans la blépharo-conjonctivite fait reconnaître qu'elle est formée de mucus et de pus mélangé aux larmes.

PRONOSTIC.

Bien que le pronostic de la blépharo-conjonctivite soit généralement favorable, à condition toutefois que le traitement soit exécuté avec soin et intelligence, il est cependant utile de se tenir sur une certaine réserve, dans la crainte de complications sérieuses.

Ordinairement, quand la maladie est prise à temps, et lorsque les parents donnent à leurs enfants les soins que l'on recommande, la guérison se fait d'une façon complète et assez rapide. Nous avons indiqué les redoutables complications qui peuvent survenir, et qui compromettent d'une façon plus ou moins sérieuse, et à tout jamais, l'exercice de la vision. Aussi croyons-nous prudent de ne pas être trop affirmatif dès les premiers jours. Dans quelques cas les évènements viendraient détruire /les prévisions optimistes.

TRAITEMENT.

Nous ne croyons pas pouvoir mieux faire que d'exposer le traitement que notre excellent maître institue dans la blépharo-conjonctivite, et qui donne toujours de bons résultats, chaque fois qu'il est exécuté par des parents intelligents, dévoués, et sans pusillanimité.

La première condition est de disposer d'un nombre d'aides suffisant : trois personnes sont nécessaires, étant donnée l'indocilité des enfants. On fait coucher l'enfant en travers sur le genou d'une personne qui le maintient solidement. Une autre personne assujettit la tête, écarte avec précaution les paupières l'une de l'autre, attire en haut la paupière supérieure, en bas la paupière inférieure, de façon à bien découvrir la muqueuse palpébrale. Enfin la troisième personne se charge de porter les médicaments sur la muqueuse oculaire.

Toutes les deux heures, on pratique le nettoyage des paupières avec une petite éponge de charpie trempée dans la solution :

Pr. Sulfate de zinc . . . . . 0 gr. 20
Eau distillée. . . . . . . 150 gr.

Immédiatement après le nettoyage des paupières, on instille sur la muqueuse palpébrale renversée en dehors par l'aide quelques gouttes d'un collyre au nitrate d'argent :

Pr.	Nitrate d'argent.	0 gr. 20
	Eau distillée	30 gr.

Il ne faut pas hésiter à projeter une certaine quantité de cette solution sur la muqueuse, une grande partie s'écoulant sur la joue.

Notre maître rejette absolument les cautérisations avec la pierre infernale. Cette pratique a selon lui chez les très jeunes enfants le grave inconvénient d'exposer à une sérieuse vulnération de la cornée, même lorsqu'on pratique après la cautérisation une injection d'eau salée pour neutraliser le sel, parce que le petit malade rapproche trop rapidement les paupières pour qu'on soit sûr de neutraliser l'excès du caustique.

Lorsque, par suite des progrès du mal, la cornée est atteinte, on instille derrière les paupières, trois fois par jour, un collyre à l'atropine :

Pr.	Sulfate d'atropine. . . .	0 gr. 05
	Eau distillée	30 gr.

Tout en faisant continuer l'usage du collyre au nitrate d'argent et de la solution de sulfate de zinc, comme nous l'avons indiqué.

On emploie aussi comme adjuvants de légers purgatifs (follicules de séné ; sirop de chicorée ; huile de ricin) et les révulsifs derrière les oreilles, soit à l'aide d'un vésicatoire. soit avec une pommade stibiée, additionnée d'huile de ricin:

Pr.	Vaseline	5 gr.
	Tarthre stibié	0 gr. 30
	Huile de croton	20 gouttes

Lorsque l'inflammation est jugulée, qu'il ne reste plus que de l'hyperémie de la conjonctive, on remplace le collyre au nitrate d'argent par un collyre au sulfate de zinc :

Pr.	Sulfate de zinc	0 gr. 20
	Eau distillée. . . , ...	30 gr.

Lorsque l'hyperémie de la conjonctive palpébrale persiste longtemps avec un certain boursoufflement de la muqueuse, on alterne les instillations du collyre au sulfate de zinc avec un collyre formé de parties égales de laudanum de Sydenham et d'eau distillée.

Tel est le traitement que nous avons vu employer par notre maître pendant tout le temps que nous avons été son assistant. Les excellents résultats qu'il nous a été donné de constater nous permettent d'affirmer l'efficacité de cette thérapeutique.

CONCLUSIONS

1° La blépharo-conjonctivite est la maladie du jeune âge : elle sévit principalement de un à trois ans.

2° Le travail de la dentition ne paraît pas la provoquer.

3° Les variations atmosphériques ne semblent pas avoir une influence bien marquée sur son développement, sauf, peut-être, les brusques changements de température.

4° Elle se développe principalement chez les enfants lymphatiques et strumeux, ou exposés aux misères physiologiques. Elle est contagieuse.

5° Traitée avec énergie, la blépharo-conjonctivite guérit dans un temps qui varie entre un et trois septenaires.

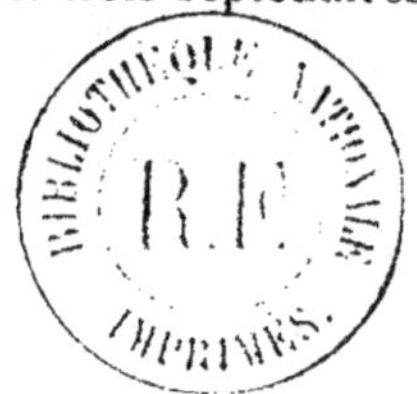

Imp. A. DERENNE, Mayenne. — Paris, boul. Saint-Michel, 52.

www.ingramcontent.com/pod-product-compliance
Lightning Source LLC
LaVergne TN
LVHW011955160826
845678LV00002B/553
9782329683478